Guia Restauração dos Rins em 14 dias

Published by Francisco Alcaina

Copyright 2016 Francisco Alcaina

Descrição

A Doença Renal é chamada frequentemente "o assassino silencioso", porque você nem a percebe, até que é tarde demais. Devemos enfatizar que o rim é responsável pela limpeza do corpo, de todos os produtos de resíduos produzidos. Ao longo dos anos estes pequenos órgãos são bombardeados por milhões e milhões de produtos residuais é claro, ficam cada vez mais entupidos. Esses fluidos se acumulam, mesmo sem saber que existem... até que de repente você tem um grave problema de rins, e o fazem uma cirurgia urgente imediatamente, ou você morre...

Com o Guia Restauração dos Rins em 14 dias, com alimentos e bebidas simples e naturais, você limpa com água mais de 90% de todas as toxinas armazenadas nos seus rins e fígado. Este programa pode reverter décadas de sujidade tóxica acumulada, basta seguir este programa de 14 dias para restaurar os rins, para recuperar a saúde que tinha aos 18 anos de idade.

Portanto, se você quer ver o que precisa ser feito para voltar o relógio de sua saúde e suas funções dos rins, você deve acessar neste guia agora...

Introdução

Os órgãos internos são uma das partes do corpo mais negligenciadas. A maioria das pessoas assume, porque não da pra ver estes órgãos, que eles devem estar bem de saúde. No entanto, isto não é verdade, especialmente com órgãos como o rim. Eles filtram muitas coisas e são basicamente responsáveis pela desintoxicação e renovação das células do sangue.

A maioria das pessoas não controla sua saúde renal. Alguns dizem que eles estão muito ocupados, enquanto outros simplesmente dizem que não se importam. Infelizmente, este é um mau hábito, porque sem os rins, vai parar a função global do corpo e causar sérios danos.

Este livro lhe oferece um plano de 14 dias, para ajudar a restaurar a saúde dos seus rins. Se seguidas com cuidado, você pode ter certeza que restaurará a saúde de seus rins, apesar dos numerosos restos de resíduos que entram no seu corpo.

Após destes 14 dias, você vai dizer a todos como foi fácil conseguir e fazer o tratamento, que tem ajudado a todo o seu corpo a sentir-se melhor e com menos doenças. Não é todo dia que você pode comer com cautela e alimentos que são ricos em minerais e nutrientes, que são projetados especialmente para a saúde renal.

Com estas receitas, você será capaz de ajudar à desintoxicação que seu corpo precisa e também poderá recuperar a saúde perdida por não ter mantido os rins em perfeito estado de funcionamento.

Então, por que deve se submeter a uma completa mudança de estilo de vida?

Vamos ajudá-lo a conhecer que existem muitas vantagens em fazê-lo. É muito chato saber que você pode ser uma daquelas pessoas que acabam com os órgãos paralisados ou enfraquecidos, porque falhou em mantê-los. Os rins são um dos mais importantes órgãos do corpo e que lhe ajudam com vários processos internos, por isso devem estar sempre em perfeitas condições.

Este programa de 14 dias é a resposta para este problema. Está pronto para ajudar seus rins a restaurar sua funcionalidade? Isso é possível com a dieta certa. Você não precisa se preocupar mais com problemas comuns que possam surgir no futuro com as funções dos seus rins. Pode viver uma vida despreocupada e melhor, aproveite a oportunidade.

Como Funcionam os Rins?

Os rins são os filtros do corpo. Os resíduos e toxinas passam através dos rins, e por isso é muito importante mantê-los saudáveis, para conseguir manter um corpo saudável. Um não pode estar saudável sem uma saúde renal adequada, desde que esses organismos, sob a caixa torácica, são responsáveis por manter o corpo limpo dos resíduos acumulados e do excesso de sal. Os rins são especialmente necessários para regular a pressão sanguínea.

Por esta razão, muitas vezes é a causa mais comum de alarme, que avisa de possíveis problemas renais. Sua cura não só beneficia o rim, se considerarmos que com sua deterioração teremos muitos problemas de saúde em outros órgãos do corpo.

Anatomia dos Rins

Esta imagem lhe dará uma ideia de como são os rins.

Por que os Rins São Importantes

Suas Principais Funções

Uma das funções mais importantes dos rins é manter o corpo limpo e não armazenar muitos resíduos. Não é segredo que muitas pessoas estão mais expostas devido ao seu estilo de vida insalubre e perigoso, e sem saber, está fazendo seus rins trabalhar horas extras.

A filtração do sangue não é um processo simples, afinal de contas. Há muitos mecanismos envolvidos, e se a pessoa não cuida sua saúde e dos órgãos internos, pode levar a vários problemas e doenças ao longo do tempo.

Os rins são responsáveis pela limpeza. Você pode considerá-los como os porteiros do corpo, que estão sempre de serviço. Não importa o que você come, ou como o faz, sempre existe a possibilidade das toxinas se manter dentro do seu corpo, e é neste ponto onde os rins são muito úteis. Eles desintoxicam e filtram o sangue, para que a circulação funcione da melhor forma possível.

Problemas Comuns dos Rins

Inflamação:

Sim, até os rins podem ter excesso de trabalho. Por esta

razão, você também deve fazer sua parte, para certificar-se de que eles estão protegidos. A inflamação pode ser o resultado do excesso de toxinas no corpo, e esta condição pode ser muito dolorosa. Se isso acontecer, você precisará procurar atendimento médico para aliviar a condição.

Defeitos Congênitos

Estes problemas são os mais difíceis de resolver, uma vez que os rins já podem ser danificados no momento do nascimento. Você nunca sabe os danos causados no corpo, quando não é eficaz a filtração executada pelos rins.

Cálculos Renais

Embora muitas pessoas já tivessem pedras nos rins sem sabê-lo, esta condição pode ser muito chata, porque não se sentem os sintomas, em geral, até que é tarde demais. As pedras são minerais comuns acumulados nos rins e reter muitos pode ser prejudicial, especialmente quando afeta à digestão e circulação em outros processos do corpo. Se você vê sangue na urina ou fezes, é um sinal inconfundível de que já deve procurar atendimento médico imediato.

Doença Renal e Diabetes

O diabetes é uma das causas mais comuns de insuficiência renal crônica. Com a diabetes surgem muitos desequilíbrios e os rins não são capazes de resistir as constantes mudanças, e, portanto, o resultado é quase sempre o mau funcionamento. Os sintomas geralmente não são visíveis até que é tarde demais, que é seu ataque mortal.

Em associação com a doença, os rins não são capazes de resistir por muito tempo, mas isso não significa que as pessoas que são diagnosticados diabetes vão morrer, mas sim que outras complicações tais como doenças renais devem ser combatidas pelo seu corpo, e que ele deve tomar medidas eficazes para evitar este tipo de incidente.

Estima-se que quase um terço de todos os problemas renais vem da diabetes. De facto, estima-se que quase 45.000 novos casos de problemas renais relacionadas com diabetes ocorrem entre adultos anualmente. É uma ameaça real e que, para muitas pessoas, pode ser muito perigosa.

Fígado e Rins... Opiniões Médicas

O fígado e os rins estão trabalhando juntos para garantir que o corpo recebe suficiente desintoxicação. Eles servem como filtros de resíduos e toxinas, para garantir que o sangue que flui no corpo está livre de substâncias perigosas que podem afetar outros processos do corpo.

O fígado é o maior órgão interno, é responsável pela luta contra infecções e também regula a glicose no sangue. Os rins são semelhantes, porque eles trabalham também para a desintoxicação.

Mas uma correlação clara entre os dois é que, se uma falha, o outro também. Há unanimidade entre a profissão médica, que estes dois órgãos são básicos no cuidado do corpo. A doença crônica de um deles será fatal, uma vez que eles são basicamente codependentes em manter o corpo em boa forma.

Diálise

Para os casos extremos de problemas renais, a única solução é provavelmente a diálise. Desde que os rins são incapazes de filtrar o sistema sanguíneo, as máquinas irão fazê-lo. Este é frequentemente o tratamento recomendado pelos médicos, para ajudar a muitos pacientes. Hoje em dia, esta tecnologia tem ajudado milhões de pessoas ao redor do mundo e que sofrem de problemas renais crônicos. Uma das desvantagens é que deve ser feito regularmente. A inobservância deste detalhe pode ser fatal para o paciente.

Respeito a outros problemas dos rins, que são de natureza leve, a maioria deles podem ser resolvidos com medicamentos e você pode confiar neles para lhe ajudar a manter seus rins saudáveis, desde que a condição não é tão forte, não justifica drogas fortes e soluções drásticas.

Outros Medicamentos

Muitos outros medicamentos são prescritos para os pacientes cuidar do corpo. Estes incluem alguns muito correntes, como os inibidores da ECA, diuréticos para ajudar a controlar o acúmulo de líquido nos rins e substituição de ferro. Eles muitas vezes são usados para tratar alguns problemas comuns dos rins, e se tem que tomar regularmente para que funcionem.

Manipulação

É uma pena, mas o controle dos problemas renais com drogas e diálise nem sempre são confiáveis. O fato é que os médicos muitas vezes são manipulados pelas empresas farmacêuticas. Estes médicos são financiados pelas empresas farmacêuticas, para a prescrição de certos medicamentos. Isso faz com que muitos médicos lhe prescrevem medicamentos, que muitos pacientes podem não precisar deles. Este é um processo de manipulação, mas como veremos no programa de desintoxicação deste guia, você não precisa ser uma vítima deste sistema corrupto.

Programa de Desintoxicação

Por que os Produtos Naturais são Bons para Você

Os produtos naturais são um dos elementos mais importantes para recuperar a saúde nos problemas renais. Desde antes da era moderna, os povos já usavam os produtos naturais para ajudar a saúde do corpo, e isto gerou muitos tipos de tratamento, o que é toda uma sorte para aqueles interessados em melhorar sua função renal.

Essas soluções não têm efeitos colaterais danosos, desde que eles não contêm produtos químicos que causam complicações. Por si só já deveria ser razão suficiente para considerar que é a melhor ideia, quando se trata de procurar soluções de tratamento. Isto foi testado e comprovado por pessoas que vivem em Okinawa, Japão e na Sardenha, Itália, entre outros. Eles têm mantido a tradição e fazem uso deste método para permanecer saudáveis e eles mostraram que é muito eficaz.

A dieta saudável e o estilo de vida tradicional são alternativas naturais que assumiram a liderança nos esforços para garantir que a população se beneficia e obtém saúde e bem-estar. Estes produtos naturais podem não resolver todas as doenças, mas por outro lado, quando se trata de tratamentos para a maioria, são muito adequados. Longe vão os dias em que nós dependíamos das formulações de produtos químicos fortes dos medicamentos, porque a maioria das pessoas já está consciente de que estes remédios naturais são mais eficazes para manter as pessoas saudáveis e felizes.

Vamos ver um estudo de caso, para se ter uma ideia melhor sobre o assunto. Em Lorna Linda, Califórnia, uma pessoa comum vai viver mais do que a maioria das pessoas, cerca de 4 a 7 anos em média. Isso é porque Lorna Linda é uma comunidade adventista onde é desencorajado fumar e beber. Além disso, os alimentos muito calóricos e a cafeína estão na maior parte fora do alcance.

Na verdade trabalham igual e sem consumir açúcar ou outros produtos elaborados, com um estilo semelhante à dieta mediterrânea.

Esta vida longa em Lorna Linda vem dos hábitos alimentares controlados que estas pessoas têm, portanto, da forma em que mantém seus rins saudáveis. A melhor parte é que você não tem que ser parte de uma seita religiosa para desintoxicar seus rins!

O que é a Desintoxicação?

A melhor maneira de cuidar dos rins é através de um processo conhecido como Desintoxicação. A desintoxicação é o processo pelo qual o corpo elimina as toxinas. Ajuda a neutralizar os resíduos e outras toxinas que são filtradas através dos rins, ou daquelas que vêm através dos alimentos que comemos. Enquanto esse processo ocorre internamente, às vezes também é necessário ajudar o corpo comendo comida saudável e com um melhor estilo de vida. Desta forma, os órgãos não terão que fazer horas extras para realizar suas atividades diárias. Lembre-se que sem estes processos, qualquer substância será fatal.

Por que seguir uma Dieta de Desintoxicação?

Apesar de tentar evitá-lo, a verdade é que as pessoas sempre somos propensas a acumular toxinas no corpo. Muitos destes resíduos são filtrados através dos rins, e estes resíduos também produzem tensão nos órgãos. Isso não pode continuar assim por muito tempo. Afinal, existem tantas coisas que podem ser feitas antes de você desistir de seus rins. Para evitar esta situação, você pode precisar fazer uma mudança em seu estilo de vida.

Uma das opções que você pode tomar é fazer uma dieta de desintoxicação. Existem vários minerais que ajudam o corpo para limpar resíduos e estes também podem preparar o caminho para ajudar o rim com seu trabalho de filtração do sangue.

Claro, isso é mais fácil de dizer que fazê-lo, mas isso não deve parar-nos, porque quando se trata de nossa saúde, nada deveria parar-nos.

Uma dieta de desintoxicação pode ajudá-lo a se sentir melhor em geral, não só internamente, uma vez que permitirá que se sinta mais leve, apesar do consumo regular de alimentos.

Programa de 14 Dias

Este programa é projetado para restaurar os rins ao seu antigo estado saudável. Para este a supervisão do estado da dieta é muito importante. Neste capítulo se apresentam várias receitas de alimentos e bebidas que são bons e benéficos para os rins.

Você vai aprender o que você pode comer, beber e quais são as vitaminas necessárias e que você deve tomar regularmente para manter os rins funcionando. As seguintes receitas devem ser seguidas durante 14 dias.

Após fazer uso delas como elementos básicos de sua dieta regular, as pessoas já podem sentir a melhoria da saúde em geral. Por favor, note que os rins não só afetam nessa área em particular, mas também são responsáveis por manter e superar certos problemas de saúde.

A dieta fornecida por 14 dias está cheia de diversos minerais, que serão essenciais para restaurar a saúde geral dos seus rins. Estas incluem uma dieta que irá ajudá-lo a comer proteínas, vitaminas, minerais e calorias, todos os elementos comuns e que são necessários para ajudar os rins com a filtragem e eliminação dos resíduos do corpo.

O que Você Pode Evitar

Uma das partes importantes do plano de desintoxicação, é que vai evitar muitos componentes que podem ser perigosos para o seu corpo.

Estes incluem:

Sódio, que está localizado no sal, o molho de soja, bacon e muitos alimentos processados;

Fósforo em ervilhas e feijões, laticínios, bebidas de cola, comidas com farelos;

Cálcio, que também é encontrado em alimentos com fósforo;

Potássio, normalmente encontrado em bananas e nozes.

Estes são todos os componentes que podem danificar os rins.

Sabendo disso, vamos fazer um plano de 14 dias, que você pode usar para melhorar sua vida.

Receitas para o Café da Manhã

Panqueca de Café da manhã

Informação Nutricional por Porção

Calorias	60		
Proteínas	3 g		
Hidratos de Carbono		6 g	
Gordura Total		3 g	
Gordura Saturada	1 g		
Gordura Trans.	0 g		
Colesterol	46 mg		
Potássio	50 mg		
Fósforo	45 mg		
Sódio	29 mg		

Ingredientes

3 ovos

1 1/3 xícaras de leite, de preferência leite integral

¾ xícara de farinha branca

3 colheres de sopa de manteiga

Instruções

Bater os ovos e o leite, em seguida, adicionar a farinha e misturar.

Despeje a mistura em uma tigela e misture com a manteiga derretida.

Aqueça uma frigideira em fogo médio e adicionar manteiga ou qualquer gordura para cozinhar. Permitir a massa se mover livremente e remover os flanges se necessário.

Você vai conseguir aproximadamente de 10 a 15 porções, dependendo do tamanho da frigideira.

Cookies de Café da manhã

Informação Nutricional por Porção

Calorias	304	
Proteínas	9 g	
Hidratos de Carbono		19 g
Gordura Total		21 g
Gordura Saturada	11 g	
Gordura Trans.	0 g	
Colesterol	106 mg	
Potássio	122 mg	
Fósforo	147 mg	
Sódio	235 mg	

Ingredientes

2 xícaras de farinha branca

1 colher de sopa de mel; também pode usar açúcar

½ colher de chá de bicarbonato de sódio

½ colher de chá de suco de limão

1 tablete de manteiga

¾ xícara de leite integral

Recheio:

4 ovos; não se esqueça de agitá-los primeiro

¾ xícara de bacon cozido

1 xícara de queijo; queijo cheddar é o melhor, mas pode usar qualquer

¼ xícara de cebolinha

Instruções

Pré-aqueça o forno a uma temperatura de 200°C.

Misture todos os ingredientes em uma tigela e corte a manteiga para derreter melhor. Criar um buraco no centro e amassar com os dedos.

Criar uma bola e adicionar o recheio.

Cozer a massa de 10-12 minutos, até dourar.

Omelete Saborosa

Informação Nutricional por Porção

Calorias	230
Proteínas	17 g
Hidratos de Carbono	7 g
Gordura Total	15 g
Gordura Saturada	10 g
Gordura Trans.	0 g
Colesterol	230 mg
Potássio	275 mg
Fósforo	226 mg
Sódio	360 mg

Ingredientes

1 colher de chá de óleo de canola

¼ xícara de pimentão

¼ xícara de cebola

15 gramas de presunto

1 ovo

1 clara de ovo

14 gramas de queijo ralado; o cheddar é o melhor

Instruções

Aqueça o óleo em uma frigideira em fogo médio e adicione o pimentão, cebola e presunto, tudo picado. Bata o ovo e a clara de ovo separadamente e adicione à panela.

Cozinhar até a omelete estar firme e dar a volta.

Adicionar o queijo por cima.

Panquecas de Chocolate

Informação Nutricional por Porção

Calorias	185
Proteínas	8 g
Hidratos de Carbono	17 g
Gordura Total	10 g
Gordura Saturada	4 g
Gordura Trans.	0 g
Colesterol	40 mg
Potássio	107 mg
Fósforo	72 mg
Sódio	120 mg

Ingredientes

1 xícara de farinha

1 ovo batido

3 colheres de sopa de açúcar mascavo

3 colheres de cacau em pó, de preferência sem açúcar

½ colher de chá de bicarbonato de sódio

1 colher de suco de limão

1 xícara de leite desnatado

2 colheres de óleo, de preferência de canola

2 colheres de chá de extrato de baunilha

Mistura para o recheio:

1 colher de sopa de cacau em pó, do mesmo tipo usado na primeira fase

¼ xícara de creme de leite

½ xícara de queijo cremoso amolecido

2/3 xícara de mistura de proteínas sabor baunilha; geralmente pode ser encontrado na forma de pó

Instruções

Misture o cacau e o creme até obter uma consistência espessa. Adicionar o queijo cremoso e a proteína em pó até que todos os ingredientes estejam bem misturados. Tenha cuidado para não superaquecer a mistura. Reservar.

Para as panquecas, colocar os ingredientes secos em uma tigela e misturar bem. Em seguida, fazer a mesma coisa com todos os ingredientes molhados.

Cozinhar as panquecas em fogo médio e espere até fazer bolhas na superfície. Espalhar no topo o creme de queijo e polvilhar com açúcar. Servir acabado de fazer.

Waffles bons para os Rins

Informação Nutricional por Porção

Calorias	220
Proteínas	5 g
Hidratos de Carbono	30 g
Gordura Total	9 g
Gordura Saturada	5 g
Gordura Trans.	0 g
Colesterol	53 mg
Potássio	110 mg
Fósforo	96 mg
Sódio	78 mg

Ingredientes

½ xícara de água

2 envelopes de fermento seco

2 xícaras de leite de arroz sem lactose

¼ xícara de óleo de canola

1/8 colher de chá de sal

½ xícara de farinha de milho

2 ovos

1 ½ xícaras de farinha

Instruções

Misturar a água e o fermento e adicionar o leite de arroz, sal e óleo. Adicionar a farinha, farinha de milho e os ovos, misturar até que esteja pronto. Deixar a mistura descansar por 15 minutos, para deixar crescer o fermento. Cozinhar em uma chapa de waffles. Você pode fazer oito porções.

Salsichas

Informação Nutricional por Porção

Calorias	130
Proteínas	11 g
Hidratos de Carbono	2 g
Gordura Total	9 g
Gordura Saturada	5 g
Gordura Trans.	0 g
Colesterol	40 mg
Potássio	171 mg
Fósforo	98 mg
Sódio	31 mg

Ingredientes

450 gramas de carne de porco

2 colheres de chá de sálvia

1 colher de chá de alfavaca

¼ colher de chá de pimenta vermelha

2 colheres de chá de açúcar

Instruções

Misturar os ingredientes e espalhar em porções, dar forma da salsicha (linguiça). A receita é de oito porções. Cozinhar a salsicha em uma frigideira em fogo médio. Você pode usar um pouco de óleo, se desejado.

Cereais Integrais

Informação Nutricional por Porção

Calorias	150
Proteínas	5 g
Hidratos de Carbono	30 g
Gordura Total	1 g
Gordura Saturada	0 g
Gordura Trans.	0 g
Colesterol	0 mg
Potássio	87 mg
Fósforo	90 mg

Sódio   7 mg

Ingredientes

1 ¾ copos de água

2 colheres de sopa de sêmola

1 colher de sopa de trigo bulgur

1 colher de sopa de trigo sarraceno (mourisco)

3 colheres de sopa de cuscuz

Instruções

Deixar ferver a água e adicionar a semolina, mexendo. Em seguida, pode adicionar o trigo sarraceno e bulgur.

Baixar o fogo e deixar ferver, mexendo de vez em quando. Deixe ferver por cerca de 20 minutos.

Desligue o fogo e adicione o cuscuz. Mexer e deixar repousar por cerca de oito minutos.

A receita faz 2 porções.

Também pode aumentar alguns componentes tais como pedaços de frutas, se você quiser adicionar um pouco de sabor para seu café da manhã.

Receitas para o Almoço

Costeletas de Porco à Milanesa

Informação Nutricional por Porção

Calorias	464
Proteínas	27 g
Hidratos de Carbono	26 g
Gordura Total	28 g
Gordura Saturada	5 g
Gordura Trans.	0 g
Colesterol	71 mg
Potássio	604 mg
Fósforo	289 mg
Sódio	108 mg

Ingredientes

6 costeletas de porco

1 colher de sopa de pimenta

2 colheres de chá de páprica doce

2 colheres de chá de cebola em pó

2 colheres de chá de alho em pó

1 xícara de farinha

½ colher de óleo, de preferência de canola

2 xícaras de caldo de carne; com pouco sódio se possível

1 xícara de cebola picada

½ xícara de cebolinha

Instruções

Pré-aqueça o forno a uma temperatura de 200°C.

Em uma tigela misture a pimenta, páprica e cebola em pó, e usar como condimento nas costeletas de porco.

Dividir a cebola em duas partes e misturar meia cebola com uma xícara de farinha. Lembre-se de reservar duas colheres de sopa dessa mistura.

Em seguida, fritar as costeletas de porco e também cozinhar as cebolas até que fiquem translúcidas e adicionar todo à mistura de farinha reservada e o caldo de carne. Este processo normalmente leva 10 minutos.

Colocar de novo as costeletas na panela e cobrir com o molho.

Colocar em uma bandeja para assar, cobrir com papel alumínio e assar por cerca de 30-45 minutos a uma temperatura de 220°C.

Após o cozimento, retirar do forno e deixar esfriar um pouco antes de servir.

Salmão com Queijo Azul

Informação Nutricional por Porção

Calorias	338
Proteínas	26 g
Hidratos de Carbono	4 g
Gordura Total	25 g

Gordura Saturada	10 g
Gordura Trans.	0 g
Colesterol	108 mg
Potássio	422 mg
Fósforo	294 mg
Sódio	211 mg

Ingredientes

Temperos para o peixe:

1 colher de chá de pimenta do reino moída

2 colheres de chá de páprica doce

1 colher de chá pimenta do reino grossa

1 colher de chá de tempero italiano

Peixe:

4 fatias de salmão; de 50 gramas cada, se possível

2 colheres de sopa de manteiga sem sal

1 colher de sopa de azeite

½ xícara de creme de leite; se é possível utilizar com baixo teor de gordura

¼ xícara de sumo de limão natural

1 colher de sopa de raspas de limão

2 colheres de sopa de estragão

6 colheres de sopa de queijo azul

1 colher de chá pimenta do reino

1 colher de sopa de coentro

Instruções

Primeiro, misturar todos os temperos em uma tigela pequena.

Cobrir ambos os lados do peixe com esta mistura.

Em seguida, cozinhar o peixe a fogo meio, depois de adicionar a manteiga e o óleo de canola.

Cozinhe o peixe até alcançar a textura crocante desejada ou até que esteja dourado.

Depois de cozido, colocar em um prato e deixar esfriar.

Usar a mesma panela para fazer o molho, misturar o creme de leite, o suco de limão e as raspas de limão, cozinhar em fogo baixo.

Integrar gradualmente o estragão, o queijo azul (tipo roquefort), a pimenta do reino e coentro.

Mexa até que atinja a consistência adequada e despeje sobre o peixe.

A receita faz 4 porções.

Costela com Molho Barbecue Natural

Informação Nutricional por Porção

Calorias	544
Proteínas	23 g
Hidratos de Carbono	27 g
Gordura Total	39 g
Gordura Saturada	17 g
Gordura Trans.	3 g
Colesterol	99 mg
Potássio	426 mg
Fósforo	194 mg
Sódio	84 mg

Ingredientes

2 tiras de costelas, pequenas, de uns 1,2 quilos.

12 espigas de milho

1 xícara de açúcar mascavo

1 colher de chá pimenta do reino

1 colher de chá de flocos de pimenta vermelha

1 colher de chá de páprica doce

2 colheres de chá de alho

2 colheres de chá de flocos de cebola

2 colheres de chá de pimenta malagueta em pó

Instruções

Pré-aquecer o forno a uma temperatura de 300°C.

Cobrir ambos os lados das costelas com a mistura dos ingredientes e embrulhar com papel alumínio.

Assar por 1-2 horas.

Em seguida, retirar do forno, retirar o papel alumínio e reservar.

Remover o líquido da bandeja do forno e colocar de novo as costelas.

Cozinhar por mais 15 minutos, para certificar-se que a crocância correta é alcançada.

Deixar esfriar por 10 minutos e servir.

A receita faz 12 porções.

Frango com Limão

Informação Nutricional por Porção

Calorias	281	
Proteínas	19 g	
Hidratos de Carbono		7 g
Gordura Total		20 g
Gordura Saturada	11 g	
Gordura Trans.	0 g	
Colesterol	140 mg	
Potássio	151 mg	

Fósforo	123 mg
Sódio	63 mg

Ingredientes

6 pedaços médios de frango.

4 colheres de sopa de manteiga sem sal

½ xícara de pão ralado (farinha de rosca)

¼ xícara de sumo de limão natural

raspas de limão

1 gema de ovo

1 colher de sopa de orégano

1 colher de sopa de alfavaca

1 colher de sopa de tomilho

3 colheres de água

Você também pode adicionar um acompanhamento de cebola, cebolinha, salsa, pimentão picado e rodelas de limão, se desejado.

Instruções

Derreter 2 colheres de sopa de manteiga em uma panela.

Adicionar as raspas de limão e a metade das ervas.

Guardar o resto para o molho de limão.

Bater o ovo em uma tigela com 1 colher de sopa de água.

Colocar o frango em um saco plástico e bater levemente com um martelo de cozinha para amaciá-lo.

Em seguida, mergulhar os pedaços de frango na mistura do ovo e empanar com a mistura de ervas e pão ralado antes de fritar em uma frigideira em fogo médio.

Cozinhar o frango de 2 a 3 minutos de cada lado.

Retirar o frango, colocar o suco de limão e as ervas restantes e cozinhar até ferver, em fogo baixo. Retirar da frigideira e servir.

A receita faz 4 porções.

Camarão Refrescante

Informação Nutricional por Porção

Calorias	328	
Proteínas	24 g	
Hidratos de Carbono		9 g
Gordura Total		21 g
Gordura Saturada	6 g	
Gordura Trans.	0 g	
Colesterol	190 mg	
Potássio	270 mg	
Fósforo	250 mg	
Sódio	170 mg	

Ingredientes

¼ xícara de farinha branca

½ colher de chá de pimenta do reino

1 colher de chá de flocos de pimenta vermelha

450 gramas de camarão; certifique-se de que está sem pele e veias antes de usar

4 colheres de sopa de azeite

2 colheres de sopa de alho picado

2 colheres de sopa de vinho branco

¼ xícara de suco de limão natural

2 colheres de sopa de manteiga; não aquecer antes do uso

1 colher de sopa de salsinha

Instruções

Preparar uma tigela grande e misturar a farinha, pimenta do reino e os flocos de pimenta vermelha e empanar o camarão com esta mistura.

Em uma frigideira, aquecer o óleo de canola e colocar os camarões.

Refogar 3 minutos por cada lado ou até mudam de cor.

Transferir o camarão cozido para uma bandeja.

Na mesma frigideira, misturar o alho, vinho e suco de limão e deixar em fogo lento.

É usado como um molho para o camarão.

Colocar o camarão na frigideira e mexer até que eles estejam completamente revestidos com o molho.

A receita faz 4 porções.

Hambúrguer de Peru com Mozzarella

Informação Nutricional por Porção

Calorias	421	
Proteínas	28 g	
Hidratos de Carbono		25 g
Gordura Total		23 g
Gordura Saturada	6 g	
Gordura Trans.	0 g	
Colesterol	97 mg	
Potássio	382 mg	
Fósforo	286 mg	
Sódio	344 mg	

Ingredientes

650 gramas de peru moído

2 colheres de jalapenho; se você quer um prato picante

Um pouco de raspas e suco de limão; para adicionar às especiarias

1 colher de sopa de pimenta do reino

1 colher de sopa de molho inglês; se possível de baixo teor de sódio

4 colheres de sopa de azeite

¾ xícara de queijo mozzarella ralado

6 pães de hambúrguer; podem ser torrados para obter melhores resultados

Instruções

Pré-aquecer uma grelha ou uma frigideira e deixar a calor meio.

Colocar o óleo de canola e aquecê-lo.

Usar uma tigela média e misturar os cinco primeiros ingredientes com o azeite de oliva.

Em seguida, formar hambúrguer e cozinhar igual por ambos os lados.

Colocar um pouco de queijo sobre o hambúrguer e derreter em uma torradeira.

Servir o hambúrguer em um pão.

A receita faz 6 hambúrgueres.

Costeletas de Porco com Mel

Informação Nutricional por Porção

Calorias   320

Proteínas	28 g
Hidratos de Carbono	15 g
Gordura Total	15 g
Gordura Saturada	4 g
Gordura Trans.	0 g
Colesterol	93 mg
Potássio	462 mg
Fósforo	265 mg
Sódio	69 mg

Ingredientes

600 gramas de costeletas de porco; melhor os cortes do centro

1 colher de chá de óleo de canola

¼ xícara de mel

1 colher de sopa de pimenta de Caiena

1 colher de sopa de páprica doce

½ colher de chá de tempero italiano

½ colher de chá de pimenta do reino

Instruções

Pré-aquecer a grelha e deixar preparada.

Secar as costeletas com toalhas de papel e misturar com o

azeite e a mistura de especiarias.

Colocar as costeletas sobre a grelha e grelhar por cerca de 3 minutos.

Depois de cozidas, untar as costelinhas com mel, até que caramelizem.

Retirar as costeletas de porco do fogo e deixar esfriar antes de servir.

A receita faz 5 porções.

Receitas para o Jantar

Espaguete e Aspargos

Informação Nutricional por Porção

Calorias	417	
Proteínas	14 g	
Hidratos de Carbono		51 g
Gordura Total		18 g
Gordura Saturada	9 g	
Gordura Trans.	0 g	
Colesterol	82 mg	
Potássio	293 mg	
Fósforo	186 mg	
Sódio	134 mg	

Ingredientes

2 colheres de chá de óleo de canola

1 xícara de cebola picada

1 ovo

1 xícara de creme de leite, de preferência com baixo teor de gordura

¼ xícara de caldo de galinha, de baixo teor de sódio

3 xícaras de macarrão; melhor de espiral para esta receita

2 xícaras de aspargos picados

1 colher de sopa de pimenta do reino

½ xícara de cebolinha picada

3 colheres de sopa de bacon

3 colheres de queijo ralado, de preferência parmesão

Instruções

Aquecer o óleo em uma frigideira antiaderente.

Refogar a cebola até que doure.

Em uma tigela pequena, bater o creme de leite e o ovo, até atingir a consistência desejada.

Despejar a mistura de creme na cebola e mexer constantemente com uma colher de pau até a mistura começa a engrossar.

Geralmente cerca de 5 minutos.

Adicionar o macarrão, aspargos e pimenta, e mexer delicadamente por 4 minutos.

Uma vez preparada a mistura, retirar do calor e servir.

Você pode adicionar cebolinha e pedaços de bacon.

A receita faz 6 porções.

Salada de Macarrão com Camarão e Legumes Frescos

Informação Nutricional por Porção

Calorias	181	
Proteínas	14 g	
Hidratos de Carbono		22 g
Gordura Total		5 g
Gordura Saturada	1 g	
Gordura Trans.	0 g	
Colesterol	84 mg	
Potássio	354 mg	
Fósforo	199 mg	
Sódio	481 mg	

Ingredientes

400 gramas de macarrão cozido e frio

4 copos de cocktail de camarão; cozinhar, descascar e retirar as veias dos camarões antes de usar

1 xícara de cebolinha picada

2 xícaras de brócolis picados

1 xícara de cenoura picada

2 xícaras de cogumelos picados

2 colheres de sopa de óleo de gergelim

2 colheres de óleo de pimenta malagueta

½ xícara de vinagre; o vinagre é melhor do que o vinho no arroz

2 colheres de sopa de alho picado

Uma pitada de gengibre

¼ de xícara de suco de limão natural

4 colheres de chá de vinagre

2 colheres de chá de melaço

¼ colher de chá de gengibre

¼ colher de chá de pimenta do reino

¼ colher de chá de alho em pó

1 ½ xícaras de água

Instruções

Colocar os seis primeiros ingredientes em uma tigela e reservar.

Por outro lado, usar um liquidificador para misturar os outros ingredientes até ficar completamente misturados.

Os últimos cinco ingredientes devem ser reservados.

Depois disso, pode usar este molho sobre o macarrão.

Servir.

Os últimos cinco ingredientes são para substituir o molho de soja.

Estes ingredientes devem misturar-se em uma panela e reduzir a fogo médio.

Esperar até a mistura engrossar ligeiramente antes de retirar do fogo.

A receita faz 10 porções.

Frango e Arroz

Informação Nutricional por Porção

Calorias	339	
Proteínas	14 g	
Hidratos de Carbono		45 g
Gordura Total		11 g
Gordura Saturada	3 g	
Gordura Trans.	0 g	
Colesterol	30 mg	
Potássio	421 mg	
Fósforo	87 mg	
Sódio	254 mg	

Ingredientes

Molho refogado (1 xícara, mais ou menos)

1 xícara de pimentão picado

¼ xícara de alho picado

1 xícara de cebola picada

1 xícara de coentro picado

1 colher de chá de pimenta do reino

1 colher de chá de tempero

¼ xícara de azeite

Arroz

12 coxas de frango em pedaços

2 xícaras de arroz

4 xícaras de caldo de galinha, de baixo teor de sódio

¼ de xícara de suco de limão natural

2 colheres de sopa de manteiga sem sal

Instruções

Misturar todos os ingredientes para o molho no liquidificador ou processador de alimentos, até que tudo esteja bem misturado.

Quando se atinge a consistência adequada, parar e reservar.

Em uma panela grande refogar o frango por 10 minutos ou

até dourar.

Adicionar a xícara de sofrito, arroz e caldo de frango.

Cozinhar o arroz de acordo com sua preferência antes de adicionar o suco de limão e a manteiga.

Pode decorar com fatias de limão e um pouco mais de molho.

A receita faz 8 porções.

Purê de Cenoura e Gengibre

Informação Nutricional por Porção

Calorias	45
Proteínas	0,6 g
Hidratos de Carbono	6 g
Gordura Total	2 g
Gordura Saturada	1 g
Gordura Trans.	0 g
Colesterol	8 mg
Potássio	170 mg
Fósforo	22 mg
Sódio	40 mg

Ingredientes

2 xícaras de cenouras em cubos; cortar aproximadamente de 1 cm

3 xícaras de água

½ colher de chá de gengibre

½ colher de chá de pimenta do reino

½ colher de chá de extrato de baunilha

1 colher de sopa de cebolinha

Instruções

Primeiro tem que ferver as cenouras até ficarem macias.

Este processo normalmente dura meia hora.

Depois de cozidas, abaixar o fogo e triturar as cenouras até que estejam cremosas.

Adicionar os ingredientes restantes e mexer até misturar.

Pode decorar com cebolinha e servir.

A receita faz 5 porções.

Torta de Frango Guisado

Informação Nutricional por Porção

Calorias	437	
Proteínas	33 g	
Hidratos de Carbono		23 g
Gordura Total		22 g
Gordura Saturada	8 g	
Gordura Trans.	0 g	

Colesterol	97 mg
Potássio	443 mg
Fósforo	294 mg
Sódio	532 mg

Ingredientes

600 gramas de peito de frango; cortar antes de usar

2 xícaras de caldo de galinha

¼ xícara de óleo; de canola para obter melhores resultados

½ xícara de farinha

½ xícara de cenoura picada

½ xícara de cebola picada

¼ xícara de aipo

1 colher de sopa de pimenta do reino

1 colher de sopa de tempero italiano

½ xícara de ervilhas

1 xícara de creme de leite, de preferência com baixo teor em gordura

1 base de torta congelada; descongelar bem antes de usar

1 xícara de queijo, queijo cheddar de preferência

Instruções

Amolecer o frango e cortar em cubos.

Colocar em uma caçarola grande e deixar cozinhar a meia temperatura por meia hora.

Reservar.

Enquanto isso, misturar o óleo e a farinha até obter uma consistência ligeiramente mais espessa.

Cozinhar por cerca de 15 minutos.

Lentamente, acrescente a cebola, aipo, pimenta, tempero italiano e caldo.

Cozinhar por mais 15 minutos.

Em seguida, adicionar as ervilhas e o creme de leite.

Mexer.

Então agora se pode servir em recipientes individuais com um pouco de queijo. A receita faz 8 porções.

Salada de Arroz Outono

Informação Nutricional por Porção

Calorias	275	
Proteínas	6 g	
Hidratos de Carbono		42 g
Gordura Total		12 g
Gordura Saturada	5 g	
Gordura Trans.	0 g	
Colesterol	6 mg	

Potássio	150 mg
Fósforo	50 mg
Sódio	130 mg

Ingredientes

4 xícaras de orzo (macarrão); cozinhar e esfriar antes de usar

1 xícara de cerejas secas

2 xícaras de maçã em dados

¼ xícara de azeite

¼ xícara de suco de limão natural

½ colher de chá de pimenta do reino

2 colheres de sopa de alfavaca

½ xícara de queijo azul amolecido

¼ xícara de amêndoa picada

Instruções

Em uma tigela misturar todos os ingredientes, exceto o queijo azul e as amêndoas.

Mexer até que estejam bem integrados.

Em seguida, transferir para uma travessa e decorar com o queijo e as amêndoas antes de servir.

A receita faz 8 porções.

Salteado de Vitela com Cogumelos e Chalotas

Informação Nutricional por Porção

Carne e Molho

Calorias	300
Proteínas	20 g
Hidratos de Carbono	8 g
Gordura Total	22 g
Gordura Saturada	5 g
Gordura Trans.	0 g
Colesterol	65 mg
Potássio	440 mg
Fósforo	210 mg
Sódio	70 mg

Macarrão

Calorias	210
Proteínas	8 g
Hidratos de Carbono	40 g
Gordura Total	4 g
Gordura Saturada	0,5 g
Gordura Trans.	0 g
Colesterol	40 mg

Potássio	30 mg
Fósforo	120 mg
Sódio	6 mg

Ingredientes

300 gramas de carne vermelha; certifique-se de cortar com cuidado

¼ de xícara de chalota

½ xícara de champignons brancos

½ xícara de cogumelos shitake

½ xícara de creme azedo; melhor com baixo teor de gordura

2 colheres de sopa de farinha branca ou multiuso

¼ de xícara de azeite

¼ de xícara de água

¼ colher de chá de pimenta do reino

1 colher de chá de alho

1 colher de chá de cebola em pó

4 xícaras de macarrão; cozinhar e escorrer antes de usar

Decorar com limão, pimentão vermelho, salsinha e cebolinha a gosto

Instruções

Cortar a carne em tiras e colocar na farinha.

Reservar.

Em seguida, pode cortar a chalota e os cogumelos.

Pré-aquecer uma frigideira antiaderente e adicionar duas colheres de sopa de azeite.

Refogar a carne por 10 minutos e depois de cozida, retirar do fogo e reservar.

Em seguida, cozinhar os cogumelos e chalotas, refogar até dourar.

Misturar a carne com as cebolas e os cogumelos e mexer por 3 minutos.

Adicionar a água e agitar suavemente antes de adicionar a pimenta e o creme de leite.

Retirar da frigideira e servir.

Pode decorar com cebolinha.

A receita faz 4 porções.

Receitas de Sobremesas

Barras de Castanhas

Informação Nutricional por Porção

Calorias	152
Proteínas	2 g
Hidratos de Carbono	21 g
Gordura Total	7 g

Gordura Saturada	4 g
Gordura Trans.	0 g
Colesterol	51 mg
Potássio	26 mg
Fósforo	48 mg
Sódio	68 mg

Ingredientes

Base:

1 ½ xícaras de farinha branca

1/3 xícara de açúcar

¾ xícara de manteiga

Massa:

½ xícara de farinha

1 colher de chá de fermento em pó

1 xícara de frutos silvestres, de preferência secos

¾ xícara de açúcar

4 ovos

1 colher de chá de extrato de baunilha

Um pouco de açúcar de confeiteiro

Instruções

Aquecer o forno até a temperatura atingir 220°C.

Em uma tigela média misturar o açúcar e a farinha, devagar colocar a manteiga, até que todos os ingredientes estejam integrados.

Preparar a forma de forno e colocar a mistura.

Assar por 10 minutos, até que se torne da cor marrom clara.

Em outra tigela, preparar a mistura com a farinha e o fermento.

Peneirar e incorporar os frutos secos.

Reservar.

Em outra tigela, misturar o açúcar, ovos e baunilha. Incorporar a mistura de farinha.

Amassar delicadamente até misturar.

Após ter certeza de que eles estão bem misturados, despejar os ingredientes sobre a base que está no forno e cozinhar por 20-25 minutos.

Retirar do forno, cortar nas porções desejadas e polvilhar com açúcar de confeiteiro.

Esta receita é normalmente para 24 barras de fruta de tamanho médio.

Biscotti de Laranja e Canela

Informação Nutricional por Porção

Calorias	110
Proteínas	2 g

Hidratos de Carbono	16 g
Gordura Total	5 g
Potássio	18 mg
Fósforo	25 mg
Sódio	95 mg

Ingredientes

1 xícara de açúcar

½ xícara de margarina; não usar margarina refrigerada

2 ovos

2 colheres de chá de casca de laranja

1 colher de chá de extrato de baunilha

2 xícaras de farinha

1 ½ colheres de chá de fermento em pó

1 colher de sopa de canela em pó

¼ colher de chá de sal

Instruções

Pré-aquecer o forno a 220°C.

Preparar duas folhas de forno e pulverizar óleo ou spray com óleo vegetal antiaderente.

Colocar o açúcar e a margarina em uma tigela e misturar até que estejam bem integrados.

Lentamente adicionar os ovos, um por um.

Verificar que está totalmente integrado antes de adicionar o próximo ovo.

Em seguida adicionar a baunilha e a casca de laranja.

Reservar.

Em outra tigela misturar a farinha, fermento, canela e sal, misturar bem e em seguida, colocar junto com a mistura de manteiga.

Isto aumentará a massa.

Dividir a massa ao meio e formar um cilindro com cada uma delas.

Pode ajustar o tamanho dependendo da sua preferência.

Assar a massa por 35 minutos ou até ficar firme ao toque.

Retirar a massa e deixar esfriar por 10 minutos.

Uma vez esfriada, cortar na diagonal e colocar para baixo de novo no formo.

Assar por 10-15 minutos ou até que o fundo esteja dourado.

Em seguida, é necessário virar o biscotti e esperar até dourar a outra parte.

Retirar do forno e deixar esfriar um pouco antes de servir.

Esta receita faz 1 biscotti.

Strudel de Abóbora Crocante

Informação Nutricional por Porção

Calorias	187
Proteínas	3 g
Hidratos de Carbono	26 g
Gordura Total	8 g
Gordura Saturada	4 g
Gordura Trans.	0 g
Colesterol	15 mg
Potássio	126 mg
Fósforo	40 mg
Sódio	141 mg

Ingredientes

1 ½ xícaras de abóbora; evite qualquer com açúcar

1/8 colher de chá de noz-moscada

2 colheres de sopa de extrato de baunilha

4 colheres de sopa de açúcar

1 colher de sopa de canela em pó

4 colheres de sopa de manteiga sem sal; derreter antes de adicionar

12 folhas de massa; lâmina de massa é o melhor para esta receita, porque é fina e fácil de usar

Instruções

Pré-aquecer o forno a uma temperatura de 200°C.

Em uma tigela média, misturar a abóbora, noz-moscada, baunilha, açúcar e canela.

Misturar bem.

Untar a assadeira com manteiga derretida e colocar a massa.

Fazer camadas com a massa e com a manteiga, até terminar.

Em seguida com uma colher colocar a mistura entre as camadas, pelas bordas e certificar que a emenda está para baixo.

Colocar nas folhas untadas e pincelar novamente com manteiga.

Em outra tigela colocar o açúcar e a canela e misturar.

Espalhar esta mistura no lado do strudel.

Assar até dourar, geralmente 15 minutos.

Remover a forma do forno e deixar esfriar antes de servir.

A receita faz 8 porções.

Pudim de Pêssegos e Creme Pasteleiro

Informação Nutricional por Porção

Calorias	110	
Proteínas	3 g	
Hidratos de Carbono		13 g
Gordura Total		6 g
Gordura Saturada	3 g	

Gordura Trans.	0 g
Colesterol	72 mg
Potássio	90 mg
Fósforo	80 mg
Sódio	100 mg

Ingredientes

4 ovos; bater antes de usar

½ xícara de creme de leite

½ xícara de leite

1 colheres de sopa de extrato de baunilha

2 colheres de sopa de schnapps de pêssego

2 xícaras de pêssegos congelados; cortá-los com cuidado

4 xícaras de cabelo de anjo; pode encontrá-lo em sua padaria local

2 colheres de sopa de manteiga

Instruções

Pré-aquecer o forno a uma temperatura de 200°C.

Misturar os ovos, creme de leite, leite e baunilha com o aguardente aromatizado de pêssego em uma tigela e misturar bem.

Aos poucos, adicionar os pêssegos e o cabelo de anjo.

Untar a assadeira com manteiga derretida e colocar a mistura.

Enrolar com papel alumínio e assar no forno por meia hora.

Após esse tempo, retirar o papel e assar por mais 15 minutos.

Retirar e deixar esfriar. Adicionar açúcar em pó ou chantilly, se desejar.

A receita faz 12 porções.

Crocante de Maçã

Informação Nutricional por Porção

Calorias	230
Proteínas	2 g
Hidratos de Carbono	40 g
Gordura Total	8 g
Gordura Saturada	6 g
Gordura Trans.	0 g
Colesterol	20 mg
Potássio	175 mg
Fósforo	52 mg
Sódio	60 mg

Ingredientes

8 maçãs; maçãs cortadas, após descascar e retirar o coração

1 xícara de açúcar mascavo

¾ xícara de farinha

¾ xícara de aveia

½ xícara de manteiga

1 colher de sopa de canela em pó

Instruções

Pré-aquecer o forno a uma temperatura de 200°C.

Colocar as maçãs em uma forma para cozinhar.

Misturar o açúcar mascavo, canela, aveia e farinha da receita em uma tigela e adicionar a manteiga derretida até obter uma mistura seca e friável.

Colocar esta mistura sobre as maçãs.

Assar por 45 minutos ou até que o topo das maçãs esteja dourado.

Retirar do forno e deixar esfriar um pouco antes de servir.

A receita faz 12 porções.

Parfait de Mirtilo e Pêssego

Informação Nutricional por Porção

Calorias	235
Proteínas	10 g
Hidratos de Carbono	36 g

Gordura Total	6 g
Gordura Saturada	3 g
Gordura Trans.	0 g
Colesterol	14 mg
Potássio	220 mg
Fósforo	60 mg
Sódio	125 mg

Ingredientes

2 copos de biscoitos triturados; pode precisar de seis a oito biscoitos

450 gramas de iogurte; iogurte grego funciona melhor nesta receita

450 gramas de framboesas

450 gramas de pêssego

450 gramas de mirtilos

½ xícara de chantilly de creme de leite

Morangos e hortelã para adicionar ao final como decoração

Instruções

Preparar recipientes de tamanho adequado, com aproximadamente 150 gramas de capacidade.

Colocar os ingredientes na seguinte ordem, biscoitos em

primeiro lugar, seguido por iogurte e qualquer coisa que você quer somar.

Também pode ser feita se você quiser uma segunda camada de biscoitos no centro.

Repetir o processo em todos os copos e então levar à geladeira por meia hora antes de servir.

A receita faz 6 porções.

Receitas de Bebidas

Certifique-se de beber diariamente oito copos de água, sempre. Você pode seguir estas receitas adicionais para sua dieta.

Glögg de Frutas Uva Branca

Informação Nutricional por Porção

Calorias	111
Proteínas	1 g
Hidratos de Carbono	28 g
Gordura Total	1 g
Gordura Saturada	1 g
Potássio	26 mg
Fósforo	7 mg
Sódio	1 mg

Ingredientes

750 ml de suco de uva branca; pode obter em garrafa na maior das lojas

200 ml de mistura de bebidas para ponche; uma mistura de fruta é o melhor

175 ml de limonada ou concentrado de limonada rosa congelada, descongelar antes de usar

1,5 litros de refrigerante soda

750 ml de ginger ale engarrafado

Alguns cubos de gelo, de 20 a 30

1 xícara de suco de abacaxi, de preferência natural

Instruções

Despejar o suco de uva na tigela grande.

Adicionar a limonada concentrada e a mistura de ponche havaiano e mexer até que eles estejam completamente dissolvidos.

Adicionar a soda, abacaxi, suco de ginger ale.

Misturar bem e colocar os cubos de gelo.

Já pode servir.

Café Gelado

Informação Nutricional por Porção

Calorias 353

Hidratos de Carbono		35 g
Gordura Total		25 g
Potássio	120 mg	
Fósforo	55 mg	
Sódio	75 mg	

Ingredientes

½ xícara de creme, não de leite

1 colher de sopa de açúcar

½ xícara de café; esfriar antes de usar e usar quase recém-feito se possível

1 colher de sopa de óleo vegetal

Instruções

Colocar todos os ingredientes no liquidificador.

Misturar, despejar em um copo e servir frio.

Laranja Frost

Informação Nutricional por Porção

Calorias	420	
Proteínas	1 g	
Hidratos de Carbono		65 g
Gordura Total		20 g

Potássio	70 mg
Fósforo	30 mg
Sódio	55 mg

Ingredientes

½ xícara de gelo com sabor de laranja; você pode usar um sorvete se desejado

1 colher de sopa de óleo vegetal

½ xícara de refrigerante de laranja

3 colheres de sopa de creme batido; evitar creme lácteo

1 xícara de açúcar

Instruções

Colocar todos os ingredientes com o açúcar em um liquidificador e misturar.

Pode adicionar o açúcar após da mistura, se desejado.

Adicionar o creme por cima quando terminar.

Batido de Frutas

Informação Nutricional por Porção

Calorias	200
Proteínas	23 g
Hidratos de Carbono	19 g

Gordura Total	2 g
Potássio	280 mg
Fósforo	120 mg
Sódio	62 mg

Ingredientes

8 onças de coquetel de frutas; usar o suco que vem com ele

2 colheres de sopa de pó de proteína de baunilha

1 xícara de água

1 xícara de gelo

Instruções

Misturar tudo, exceto a água no liquidificador, adicionar a água ao final e misturar novamente. Geralmente é para duas pessoas.

Fruta Julius

Informação Nutricional por Porção

Calorias	95
Proteínas	7 g
Hidratos de Carbono	9 g
Gordura Total	1 g
Potássio	220 mg

Fósforo	75 mg
Sódio	60 mg

Ingredientes

2 colheres de chá de suco de laranja em pó; Tang é a melhor opção neste caso

½ xícara de substituto de ovo

½ xícara de suco; olhar para aquele que tem uma quantidade mínima de potássio

1/8 colher de chá de extrato de baunilha

3 cubos de gelo

Instruções

Misturar todos os ingredientes da receita, exceto o gelo.

Adicionar o gelo, bater até obter uma textura geada.

Conclusão

Uma das piores coisas que pode acontecer com qualquer um, é ter um mau estado de saúde por não ter nos desintoxicado. Esse processo pode ser muito problemático, uma vez que causa muitos problemas, tanto no interior como em nosso estado físico externo, enfraquecendo o indivíduo mesmo na mais básica das funções.

As pessoas sedentárias e com uma dieta pobre são aqueles

com mais probabilidade e são as mais propensas a estas deficiências, devido à má gestão da sua própria vida e precisam fazer algumas alterações básicas que podem ajudá-los a restaurar a saúde imediatamente. Este programa de 14 dias é responsável por ajudar os rins a filtrar corretamente e manter as toxinas longe do corpo.

Limitação de Responsabilidade

O autor não assume nenhuma responsabilidade por erros, omissões ou interpretação contrária do conteúdo deste livro.

Por favor, note que as orientações ou recomendações aqui presentes não são substitutas do aconselhamento médico. Você concorda que faz uso de parte ou todas as informações deste livro em seu próprio risco. O autor não é responsável por quaisquer danos que possam resultar de seguir os conselhos dados neste livro.

Se você está se medicando ou tem dúvidas sobre os conselhos dados aqui, consulte o seu médico sem demora!